CU00692399

El Manual del Corredor Principiante en español/ The Beginner Runner's Manual in Spanish:

Una guía completa para comenzar como corredor o trotador

Tabla de Contenido

El siguiente libro se reproduce a continuación con el objetivo de proporcionar información lo más precisa y confiable posible. En cualquier caso, la compra de este libro puede considerarse como un consentimiento al hecho de que tanto el editor como el autor de este libro no son expertos en los temas tratados y que las recomendaciones o sugerencias que se hacen en este documento son solo para fines de entretenimiento. Los profesionales deben ser consultados según sea necesario antes de emprender cualquiera de las acciones aquí mencionadas.

Esta declaración se considera justa y válida tanto por el Colegio de Abogados de los Estados Unidos como por el Comité de la Asociación de Editores y es legalmente vinculante en todos los Estados Unidos.

Además, la transmisión, duplicación o reproducción de cualquiera de los siguientes trabajos, incluida información específica, se considerará un acto ilegal independientemente de si se realiza de forma electrónica o impresa. Esto se extiende a la creación de una copia secundaria o terciaria del trabajo o una copia grabada y solo se permite con el consentimiento expreso por escrito del Editor. Todos los derechos adicionales reservados.

La información en las siguientes páginas se considera, en términos generales, como una descripción veraz y precisa de los hechos y, como tal, cualquier falta de atención, uso o mal uso de la información en cuestión por parte del lector hará que las acciones resultantes sean únicamente de su competencia. No �
escenarios en los que el editor o el autor original de este
puedan ser considerados responsables de cualquie·
daño que pueda ocurrirles después de realizar l·
descrita.

Además, la información en las siguientes páginas está destinada únicamente a fines informativos y, por lo tanto, debe considerarse como universal. Como corresponde a su naturaleza, se presenta sin garantía con respecto a su validez prolongada o calidad provisional. Las marcas comerciales que se mencionan se realizan sin consentimiento por escrito y de ninguna manera pueden considerarse un respaldo del titular de la marca comercial.

Introducción

Felicitaciones por comprar el *Manual del corredor principiante*: una guía completa para comenzar como corredor o trotador y gracias por hacerlo.

Los siguientes capítulos analizarán cómo puede comenzar como corredor o trotador, y le proporcionarán mucha información que lo motivará a salir y comenzar a correr. El libro comenzará explicándole cómo el comenzar a correr puede transformar su vida de más maneras de las que espera. Luego, le explicará el arte de correr y lo que debe hacer para asegurarse de convertirse en un gran corredor.

A medida que siga leyendo, descubrirá formas de encontrar tiempo para sus sesiones de carrera. Aprenderá las razones por las cuales los científicos y los profesionales médicos alientan a las personas a comenzar a correr. También descubrirá formas de convertirse en un mejor corredor al superar sus límites y establecer nuevos récords para usted.

Aprenderá cómo elegir la vestimenta adecuada para sus sesiones de carrera, y descubrirá cómo crear su propio horario y cómo realizar mejoras incrementales como corredor. También descubrirá por qué la nutrición es importante para los corredores y qué alimentos debe comer para mejorar su rendimiento. Finalmente, descubrirá formas de reducir sus posibilidades de lesionarse, pero también aprenderá sobre las lesiones comunes entre los corredores y las formas de tratarlas y controlarlas.

Hay muchos libros en el mercado sobre correr y trotar, as⸍ gracias por seleccionar este. Hemos hecho todo lo p⸍ garantizar que este libro esté lleno de informa⸍ ayudará a lograr grandes cosas como corred⸍

Capítulo 1: Cómo el Correr puede Transformar su Vida

Correr es la forma más natural de entrenamiento que puede realizar. Es fácil de hacer y no requiere que gaste mucho dinero comprando equipos complejos o pagando una membresía costosa en el gimnasio. Correr es una de las pocas actividades que realmente pueden influir en su vida y transformarla para mejor.

Correr le hará mucho más saludable y mejorará la calidad de su vida durante mucho tiempo. Al correr algunas veces cada semana, puede obtener muchos beneficios para la salud. Dicen que una manzana al día mantendrá alejado al médico, pero la verdad es que correr puede hacer un trabajo mucho mejor para lograrlo.

Correr le hará más feliz. Los científicos ahora saben que correr provoca ciertas reacciones químicas que eliminan las emociones negativas y las reemplazan por otras positivas. Examinaremos la explicación científica de este fenómeno más adelante en el libro, pero vale la pena señalar que correr es un calmante para el estrés por el que no tiene que pagar nada.

Cuando empieza a correr, también transforma su carácter en el proceso. Correr le enseña a ser más responsable y a ser más metódico en su enfoque de la mayoría de las cosas en la vida. Correr es una actividad intensiva que exige mucha disciplina, pero aquellos que la toman y se adhieren a ella, aprenden una habilidad importante que se aplica a otros aspectos de sus vidas. Cuando aprende a tomar en cuenta sus sesiones de carrera, también se vuelve más responsable en su trabajo y en su vida personal.

Correr le enseña a ser ambicioso. Cuando comienza a correr como principiante, estará más en forma con el tiempo, y será impulsado a conquistar sus propios límites y convertirse en un mejor corredor. Esto tendrá el efecto de mejorar su autoestima, así como su confianza sobre su propia capacidad para lograr muchas más cosas. Con cada milla que corre, estará más convencido de que puede hacer grandes cosas. A medida que supera sus límites como corredor, también sentirá la necesidad de hacer lo mismo con todo lo demás y eso le ayudará a lograr cosas que nunca imaginó que podría hacer.

Correr también le ayuda a convertirse en una mejor versión de usted mismo. Una vez que comience a correr, no será esa persona que pasa incontables horas viendo videos en línea. No será la persona que le teme a las tareas físicas. Será el corredor que desafía sus propios límites todos los días. Ese efecto positivo permanecerá consigo y lo transformará en una nueva persona, una persona que conquista todas las cosas.

Correr lo convertirá en una persona optimista. A medida que aumente su capacidad para correr y rompa los récords que se ha establecido, comenzará a tener una perspectiva más positiva de las cosas. Mirará hacia atrás y verá lo que pensó que no podría hacer hace unas semanas y lo comparará con lo que ha hecho, y se dará cuenta de que es capaz de mucho más. Ese optimismo infectará otros aspectos de su vida. Si hay un proyecto en el trabajo que pensó que no podría manejar, ahora comenzará a pensar que quizás todo lo que tiene que hacer es intentarlo. Si había otros objetivos personales que tenía miedo de perseguir, comenzará a mirarlos desde un lado más brillante. Tampoco será un optimismo ciego porque sus logros como corredor servirán como prueba viviente de que puede ser mucho mejor de lo que pensaba originalmente.

Correr también cambiará la forma en que las personas lo perciben. Después de que haya estado corriendo por un tiempo, la gente comenzará a notar que es más delgado, con más energía, más jovial y más amable. La forma en que las personas lo perciben es importante porque afecta la forma en que lo tratan. Sus colegas en el trabajo comenzarán a mostrarle más respeto. Los miembros de su familia comenzarán a tener más fe en usted y, al final, todos van a confiar en su juicio mucho más que antes.

Por lo tanto, no se pierda la oportunidad de transformar su vida. Siga leyendo y descubrirá todo lo que necesita saber para convertirse en un gran corredor.

Capítulo 2: Correr es un arte, trátelo como tal

Correr parece fácil y es algo natural para todos nosotros, pero si desea hacerlo como una actividad física regular, debe tratarlo como una forma de arte. Eso significa que tiene que ser deliberado sobre cómo corre, y debe ser consciente de todas las partes del cuerpo involucradas en el proceso. Esa es la mejor manera de asegurarse de cosechar todos los beneficios de correr, incluida una mayor fuerza muscular y una mayor resistencia cardiovascular. Los corredores profesionales aprenden a adoptar un enfoque artístico para correr prestando atención a todas las partes del cuerpo y asegurándose de que se utilizan correctamente.

Correr involucra muchas partes del cuerpo, incluyendo la cabeza, los hombros, los brazos, las manos, el torso, las caderas, las rodillas, las piernas y los pies. Veremos cómo se debe colocar o utilizar cada una de estas partes del cuerpo a medida que avanza los movimientos de la Carrera.

Cómo colocar la cabeza mientras corre

Es fácil suponer que correr es solo alrededor de la mitad inferior del cuerpo, pero el hecho es que si desea concretar el arte de correr, debe evaluar todo el cuerpo, de arriba abajo, comenzando por la cabeza. Primero, mientras corre, recuerda que su cabeza debe estar erguida y debe mirar hacia adelante. Cuando corre, naturalmente se cansará y sentirá la tentación de inclinar la barbilla hacia arriba o hacia abajo. Debe tener en cuenta la posición de su cabeza en todo momento, y debe recordar que no debe inclinar la cabeza.

Si su mirada está enfocada hacia adelante, podrá mantener la postura correcta, y esto será bueno para su cuello. Su cabeza debe estar alineada con su cuello y su columna vertebral. Cuando comienza a correr, especialmente cuando va rápido, naturalmente va a sentir la necesidad de poner su cabeza ligeramente por delante del resto del cuerpo, lo que arruinará la alineación entre su cabeza, cuello y columna vertebral. Si desea verificar si su cabeza está posicionada correctamente durante la carrera, intente realizar una revisión mental y ver si sus orejas están perfectamente alineadas con sus hombros. Si no lo están, significa que ha inclinado la cabeza más adelante y debe reposicionarla.

Cómo posicionar sus hombros mientras corre

En nuestra vida diaria, pasamos innumerables horas encorvados sobre nuestras computadoras, teléfonos o escritorios, por lo que estamos acostumbrados a colocar nuestros hombros en la posición incorrecta. Cuando salga a trotar, debe tener en cuenta la posición de sus hombros. En lugar de encorvarse, debes abrir los hombros. Intenta tirar de la espalda, como si tratara de empujar los omóplatos más cerca en la parte posterior. Se les dice a los corredores que empujen sus hombros hacia atrás y sus pechos hacia adelante porque al hacerlo, pueden aumentar significativamente su resistencia y su velocidad. Si corre en una posición encorvada, será mucho más lento y se cansará mucho antes.

No mueva los hombros de la misma manera que mueve el torso. Un error que cometen muchos corredores principiantes es que intentan mover cada hombro con su pierna correspondiente. El movimiento correcto del hombro debe ser: Si da un paso adelante con su pierna izquierda, su hombro derecho debe moverse hacia adelante, por lo que su hombro izquierdo debe estar en la parte posterior junto con su pierna derecha. Y pasa lo contrario cuando da un paso adelante con la pierna derecha. Este concepto parece un poco confuso, especialmente cuando lo está haciendo por primera vez, pero con un poco de práctica, podrá perfeccionarlo.

Cómo colocar los brazos mientras corre

La posición y los movimientos de los brazos pueden tener un gran impacto en la velocidad con la que corre y en qué tan pronto se cansa de correr. Si coloca los brazos en la posición incorrecta, podrían sentirse pesados después de un tiempo y podrían retrasarlo. Si mueve los brazos de la manera incorrecta, podrían arruinar su equilibrio y gastará mucha energía tratando de restablecer su equilibrio durante la carrera, por lo que se cansará bastante rápido. Para colocar sus brazos correctamente, asegúrese de que sus brazos estén en un ángulo de 90 grados con respecto a su torso. Además, mientras se mueve, asegúrese de que el movimiento de sus brazos se limite al área entre su barbilla y sus caderas. Mover los brazos desde la barbilla hasta las caderas ayuda con la propulsión del cuerpo, y esto puede ayudarlo a avanzar mucho más rápido.

Sus brazos no deben estar en una posición amplia. De hecho, debe mantener los codos lo más cerca posible del torso. Muchos corredores no entrenados tienden a hacer que sus codos apunten hacia afuera mientras corren. Esto es algo malo porque significa que sus brazos estarán en una posición cruzada con respecto a su cuerpo, y esto lo ralentizará. Al mantener la posición correcta del brazo, podrá obtener el impulso que necesita. Para ayudarlo a mantener los brazos en la posición correcta, debe entrenarse imaginando que hay una línea que atraviesa el centro de su cuerpo e intentando lo más posible para evitar que sus manos crucen esa línea imaginaria.

Qué hacer con las manos mientras corre

Asegúrese de que sus manos estén relajadas mientras corre. Puede parecer menor, pero es extremadamente importante, y puede marcar una gran diferencia en su rendimiento como corredor. Desea concentrar toda la energía en su cuerpo para correr, y cuando aprieta las manos, desperdicia parte de esa energía. Este consejo es más importante para los atletas profesionales que para los principiantes que intentan mantenerse en forma. Si su objetivo principal es quemar tanta energía como sea posible, puede que no le sea de mucha utilidad, pero si desea participar en una carrera, digamos un medio maratón en su área, debe tenerlo en cuenta.

Para mantener sus manos relajadas, puede intentar imaginar que tiene algo quebradizo entre su dedo índice y su dedo anular, y luego puede intentar aflojar sus dedos para no aplastar lo que sea que esté sosteniendo.

La forma correcta para su torso

Su torso es extremadamente importante cuando corre porque es su fuente de poder. Cuando estamos involucrados en la mayoría de las actividades extenuantes, aprovechamos nuestro núcleo, que es esencialmente la parte inferior del torso. Al correr, la importancia del núcleo va más allá de ser la fuente de fortaleza. También es la ubicación de su centro de gravedad. Entonces, de todas las partes del cuerpo que discutiremos en este capítulo, debe hacer que el entrenamiento del torso sea una de sus principales prioridades si desea abrazar por completo el arte de correr.

Para colocar el torso correctamente, siempre debe mantener la columna recta y debe tratar de alargarla mientras corre. Naturalmente, se encontrará tratando de contraer la columna vertebral, pero debe luchar contra ese impulso. Cuando su columna vertebral es recta y alargada, podrá aprovechar la energía elástica que se genera cada vez que pise el suelo, y esto lo ayudará a avanzar mucho más rápido. También debe tratar de apretar su núcleo para poder sacar fuerza de él y mantener el equilibrio. Intente tanto como sea posible para canalizar la fuerza del torso mientras corre, en lugar de solo usar la fuerza en sus piernas.

Qué hacer con sus caderas mientras corre

Mientras corre, debe usar sus caderas para apoyarse en la carrera. No debería mantener sus caderas totalmente erguidas porque eso puede reducir la longitud de los pasos que da y puede ralentizarlo. Inclinarse hacia adelante puede ayudarlo a correr más rápido, pero debe recordar que la inclinación debe emanar de las caderas y no de los hombros. Esencialmente, lo que eso significa es que a medida que avanza mientras corre, las partes de su cuerpo desde la cabeza hasta el torso (es decir, las partes que están por encima de las caderas) deben estar un poco hacia adelante desde la posición de las caderas. Esto le dará espacio para usar sus caderas como parte del glúteo mayor, y lo ayudará a invocar más poder que luego podrá canalizar en cada zancada que realice. Si inclina la parte superior de su cuerpo hacia adelante en relación con la posición de las caderas y si usa la bisagra de la cadera para inclinarse en su carrera, podrá utilizar sus glúteos de manera más eficiente, y esto puede hacer una gran diferencia en términos de velocidad y resistencia.

Cómo colocar las rodillas mientras corre

Mientras corre, debe tratar de asegurarse de que sus rodillas estén alineadas con la parte media de sus pies. La idea es que cada vez que uno de sus pies toque el pavimento, debe colocarse justo debajo de la rodilla. Además, al correr sobre una ruta relativamente plana, debe evitar levantar las rodillas cerca o más allá del ángulo de 90 grados porque eso lo obligaría a gastar mucha energía (nuevamente, esto podría estar bien si está corriendo para hacer ejercicio, pero debe usar la forma correcta si desea dominar el arte de correr).

Mientras corre, se cansará y sentirá la tentación de revolotear en lugar de correr (el término barajar se refiere a una acción en la que las personas corren mientras apenas levantan los pies del suelo). Si se encuentra arrastrando los pies, debe intentar levantar las rodillas un poco más. Esto asegurará que sus pies no toquen el suelo por un período de tiempo un poco más largo, por lo que estará en una mejor posición para realinear las rodillas hacia la parte media de los pies. Es algo difícil de hacer mientras está cansado, pero con algo de práctica se acostumbrará. También debe asegurarse de que sus rodillas se mantengan directamente delante de sus caderas con cada paso. Tome nota mental para evitar doblar las rodillas o doblar las rodillas hacia adentro.

Cómo usar sus piernas mientras corre

En primer lugar, es importante comprender que todos tenemos diferentes formas de usar nuestras piernas mientras corremos. Sería un error suponer que el paso de todos es el mismo. Sin embargo, todos los corredores deben tratar de hacer que sus espinillas estén perpendiculares al suelo mientras bajan con cada zancada. Para que la parte inferior de la pierna golpee el suelo en el ángulo recto, debe dar el paso correcto: si tiende a pisar con el talón, la espinilla estará en un ángulo hacia adelante desde el suelo, y si tiende a hacerlo con los dedos de los pies, la espinilla estará en un ángulo hacia atrás desde el suelo. De cualquier manera, esas no son las posiciones correctas para los corredores. Lo harán más susceptible a las lesiones.

Si sus pies aterrizan en el suelo mientras su espinilla está perpendicular, podrá sincronizar el movimiento de todas las articulaciones de sus piernas, y podría usar esto como ventaja para impulsarlo aún más. Al aterrizar los pies correctamente, hará posible que todas las 3 articulaciones de las piernas trabajen en armonía como amortiguadores, y podrán crear suficiente energía para impulsar su próximo paso.

Qué hacer con sus pies

Puede usar sus pies para pisar el suelo como quiera. Pero lo importante para recordar es que debe usarlos para despegar del suelo al comenzar el próximo paso. No solo use las rodillas para levantar los pies del suelo. Empujar con los pies, le ayuda a impulsarse más.

Aunque está bien golpear el suelo con la parte de los pies con la que se sienta más cómodo, muchos expertos coinciden en que la punta del pie es la parte óptima para golpear el suelo mientras corre. Esto se debe a que es una parte endurecida con menos huesos frágiles y sin articulaciones directas que podrían lesionarse. Sin embargo, si siente que prefiere golpear el suelo con otras partes de sus pies, podría obtener zapatos seguros que lo protegerán de lesiones.

Capítulo 3: Encontrar el momento adecuado para sus sesiones de carrera

Es posible que haya considerado correr un poco, pero siempre sintió que no podía encontrar el momento adecuado para hacerlo. En muchos casos, las razones reales por las que siempre pensamos que estamos demasiado ocupados para hacer ejercicio es que nos falta la motivación para comenzar, tenemos miedo de empezar algo nuevo, asociamos el ejercicio con el dolor o creemos que la experiencia no será agradable. El hecho es que cuando hace que algo sea una prioridad, y cuando está convencido de que es extremadamente importante, siempre podrá mover otras cosas y encontrar el tiempo para hacerlo. De la siguiente manera, es como podrá encontrar el momento adecuado para su sesión de carrera:

Escriba un plan de ejecución

Es posible que haya notado que cuando pone las cosas por escrito, se vuelven más reales y siente una necesidad más profunda de verlas. Si ha estado planeando correr por un tiempo y parece que nunca puede hacerlo, puede darse un empujoncito escribiendo cuándo y dónde tiene la intención de hacerlo. Puede escribirlo en su diario o programarlo en su calendario. Cuando eche un vistazo a su horario para ese día en particular, y verá que hay un intervalo de tiempo fijo que ha asignado para correr, su reacción natural será comenzar a prepararse mentalmente para esa sesión. Cuando finalmente llegue el momento de la sesión, será más probable que salga a correr. Si no lo logra, el hecho de que se lo hayas perdido lo molestará y sentirá la necesidad de compensarlo. La programación de la sesión de carrera es efectiva porque elimina todas las excusas por lo que no quedará nada para aferrarse.

Pase menos tiempo mirando las pantallas

Hay muchos estudios que muestran que tendemos a pasar muchas horas viendo videos, ya sea en televisión, en nuestras computadoras o en nuestros teléfonos inteligentes. Un estudio realizado en los EE. UU. descubrió que el adulto promedio pasa 6 horas viendo videos todos los días. Eso es realmente mucho tiempo. Ahora, es posible que no sea una de esas persona que pasan incontables horas mirando la pantalla, pero es probable que al menos pase un par de horas cada dos días viendo algo. Si puede encontrar tiempo para mirar algo (con la excepción de las noticias), entonces definitivamente puede encontrar tiempo para correr, todo lo que tiene que hacer es sacrificar ver un programa, y puede hacerlo aprendiendo a practicar la gratificación aplazada.

Haga que correr sea parte de su vida social

Parte de la razón por la que seguimos posponiendo nuestras sesiones de carrera es que afecta nuestros planes sociales. Nadie quiere sacrificar el tiempo que pasan saliendo con sus amigos para salir a correr. Pero, ¿quién dice que socializar y correr tienen que ser intereses en competencia? Es muy posible convertir sus sesiones de carrera en eventos sociales. Para empezar, puede convencer a algunos de sus amigos para que comiencen a trotar para que, en lugar de acumular calorías en el bar, pueda perderlas juntas en la pista de atletismo. Ahora, cuando le pide a sus amigos por primera vez que renuncien a las cosas divertidas y sigan corriendo, eso podría hacerle un poco impopular en su círculo social, pero es probable que ellos también hayan estado luchando con la idea de comenzar un programa de entrenamiento, y puede que se sorprenda al descubrir que tiene algunos discípulos que están dispuestos a unirse a usted de inmediato.

Haga de la Carrera un hábito matutino

Si desea que se convierta en un hábito, será más fácil hacerlo si lo programa como parte de su rutina matutina. Despertar un poco más temprano para adaptar una sesión de carrera a sus mañanas no será fácil al principio, pero se acostumbrará e incluso puede comenzar a hacerlo en piloto automático. El hecho es que las cosas tienden a cambiar mucho durante el día, por lo que es más fácil para usted posponer una sesión de carrera si la ha programado para la tarde o la noche. Cuando mantiene su sesión por la mañana, hay casi cero posibilidades de que algo más aparezca y lo obligue a reprogramarla. Además, correr por la mañana es ventajoso porque aumenta su energía durante todo el día y aumenta su rendimiento y productividad.

Delegue algunas de sus responsabilidades

Asegúrese de que su familia, su pareja o sus compañeros de vivienda entiendan que correr es realmente importante para usted y que tienen que contribuir para que su plan funcione. Si tiene tareas en el hogar que le impiden encontrar el tiempo para correr, puede delegarlas en sus hijos (esto les enseñará cierta responsabilidad y les dará la oportunidad de ganar un subsidio). Si usted es el jefe en el trabajo, haga que algunos de sus subordinados lo cubran mientras se toma una hora libre cada dos días para aprovechar una sesión de carrera.

Ponga una cinta de correr frente al televisor

Si hace todo lo posible para encontrar el tiempo para una carrera pero no puede hacerlo, sería aconsejable invertir en una cinta de correr. La ventaja de tener una cinta de correr es que es muy flexible. Puede usarlo a cualquier hora del día o incluso en medio de la noche. Si descubre que no puede renunciar a su tiempo de pantalla, es posible integrar su sesión de carrera en ese tiempo de pantalla colocando una cinta de correr frente al televisor. Imagínese llegar a casa del trabajo tarde en la noche después de un día en el que tenía que ir a la oficina al amanecer. El único tiempo que tiene es esa hora que pasa poniéndose al día con las noticias del día o viendo su programa nocturno favorito antes de que finalmente se vaya a la cama. Si eso es todo lo que tiene, aún puede hacerlo funcionar. Simplemente coloque su cinta de correr frente a su televisor y avance mientras mira su programa.

Capítulo 4:Los beneficios científicos de trotar

Hay una razón por la que sigue escuchando a los profesionales médicos diciéndoles a las personas que corran con más frecuencia. Hay muchos beneficios científicos que resultan del trote. Estos beneficios se extienden por todas las facetas de su vida. Es posible que esté corriendo principalmente para estar más en forma, pero sin saberlo, en realidad está mejorando su vida de muchas otras maneras. Estos son algunos de los beneficios científicos más importantes de correr y trotar:

Correr contribuye a la pérdida de peso y al riesgo reducido de obesidad

Este beneficio es bastante obvio, pero vale la pena mencionarlo: correr puede ayudarlo a perder peso y puede reducir sus posibilidades de ser obeso. Una persona que pesa alrededor de 200 libras puede quemar más de 800 calorías al correr durante aproximadamente una hora. Eso significa que si corre regularmente, puede perder algunas libras cada mes y eso podría ser exactamente lo que necesita para evitar la obesidad. Si combina una dieta saludable, correr y otras formas de ejercicio, podría perder mucho peso. Correr es ventajoso como ejercicio de pérdida de peso porque tiene una alta tasa de post-quema (aquí es donde su cuerpo sigue quemando calorías incluso después de que haya terminado de hacer ejercicio).

Correr aumenta su agudeza mental

Existe mucha evidencia científica que muestra que correr puede aumentar su agudeza mental y mejorar el rendimiento de su cerebro. De hecho, las personas que corren regularmente tienden a tener un mejor desempeño que aquellas que no realizan pruebas de memoria. Los neurocientíficos creen que correr realmente promueve la generación de nuevas células nerviosas, lo que mejora las habilidades motoras y la agudeza mental general de las personas. También hay evidencia de que correr puede ayudar a evitar condiciones que causan la disminución de la memoria y otras funciones cerebrales. Si corre más en su juventud, será menos probable que tenga la enfermedad de Alzheimer y la demencia cuando sea mucho mayor.

Correr puede ayudar a aliviar el estrés

Cuando corre, su cuerpo produce hormonas para sentirse bien que aumentan su estado de ánimo y reducen el estrés y la ansiedad. Se sabe que las endorfinas alivian el estrés y reducen el riesgo de tener migrañas y dolores de cabeza por tensión. Cuando corre, su ritmo cardíaco aumenta. Ese aumento en la frecuencia cardíaca tiene el efecto de reparar las partes del cerebro que han sido afectadas negativamente por experiencias estresantes. Además, psicológicamente hablando, cuando corre afuera en la naturaleza, podrá limpiar su cerebro, respirar un poco de aire fresco y liberarse de cualquier pensamiento estresante.

Correr está relacionado con un menor riesgo de cáncer

Hay algunas investigaciones que muestran que correr puede reducir el riesgo de algunas formas de cáncer. Los estudios han indicado que correr regularmente (o incluso caminar rápido) puede reducir el riesgo de cáncer de seno en aproximadamente un 14%. Además, hay más de 150 otros estudios que muestran que el riesgo de varios tipos de cáncer se reduce cuando las personas comienzan a correr y otros tipos de ejercicios.

Correr lo protege de enfermedades cardiovasculares

Probablemente haya escuchado sobre maratones de "carrera cardíaca", o haya escuchado al cirujano general alentar a las personas a correr más para reducir el riesgo de enfermedades cardíacas. Las enfermedades cardiovasculares son las principales causas de muerte en todo el mundo, así que no asuma que no se verá afectado por ellas. Un estudio reciente mostró que los corredores tienen un 45% menos de probabilidades de morir como resultado de enfermedades cardiovasculares. Además, las personas que corren regularmente, incluso por menos de diez minutos, pueden reducir su riesgo de enfermedades cardiovasculares a la mitad.

Correr aumenta su nivel de felicidad

Puede que no lo parezca cuando está en medio de una intensa sesión de carrera, pero correr realmente hace a las personas más felices, y hay evidencia científica que lo demuestra. Los estudios han demostrado que el ejercicio tiene el efecto de aliviar la ansiedad, aliviar la depresión y reducir el estrés, todo mientras energiza su cuerpo y se hace más jovial. Probablemente haya oído hablar del término "subidón del corredor". Se refiere a una sensación de euforia que se produce debido a la liberación de endorfinas después de haber estado corriendo durante un tiempo. Cuando se trata de todo tipo de problemas estresantes, incluidos problemas de relaciones personales, problemas en el trabajo, etc., puede mejorar su estado de ánimo y recuperar la compostura si se toma un tiempo para salir a correr.

Correr puede ayudar a reducir el insomnio y otros problemas relacionados con el sueño

¿Le está costando dormir cada noche? ¿Sufre de otras afecciones relacionadas con el sueño? Bueno, según la evidencia científica, correr tiene el efecto de promover su calidad de sueño. Primero, si corre durante el día, estará más cansado por la noche y le será más fácil quedarse dormido. Cuando está energizado durante el día mientras hace ejercicio, esa energía tiende a disiparse cuando se acuesta, por lo que su cuerpo sentirá la necesidad de rejuvenecerse descansando. Si no está vigorizado durante el día, la energía acumulada seguirá en su cuerpo cuando se vaya a dormir, y eso podría ser la causa de su insomnio. Los problemas de sueño también pueden ser el resultado del estrés, y dado que correr reduce el estrés, también podría contribuir a un mejor sueño de manera indirecta.

Correr aumenta su esperanza de vida

Correr se considera una de las formas más efectivas de aumentar su vida útil y ayudar a mejorar la calidad de vida que tiene. Hay muchos estudios que dan testimonio de ese hecho. Un estudio de la Universidad de Stanford analizó datos que abarcan dos décadas enteras, y descubrió que las personas que corren regularmente viven más que las que no lo hacen. De hecho, de todas las personas que participaron en ese estudio, el 80% de los corredores todavía están vivos, mientras que en la categoría de no corredores, solo el 65% sigue vivo. Esa es una gran diferencia que no debe pasar por alto. La próxima vez que salga a correr, debe recordar que realmente está corriendo por su vida.

Capítulo 5: Cómo llevarlo al límite y desafiar tus límites como corredor

Al igual que cualquier otra actividad física que tiene que realizar todos los días, correr puede volverse monótono y puede terminar atascado en una rutina y no mejorar o superar sus límites. El hecho es que muchas personas comienzan a correr como una actividad, y se mantienen fieles a sus rutinas, solo para descubrir que semanas o incluso meses en el futuro, no han mejorado su velocidad o su resistencia. Esto se debe a que, al igual que en cualquier otra actividad, también podemos quedarnos atrapados dentro de nuestras zonas de confort como corredores.

Para crecer como corredor, debe establecer objetivos que sean alcanzables y debe esforzarse por hacer mejoras graduales en relación con su velocidad y su resistencia a medida que pasan los días. En este capítulo, discutiremos consejos y trucos que pueden ayudarlo a desafiar sus límites como corredor para que pueda alcanzar niveles más altos de condición física.

Aprenda a mantenerse positivo durante sus carreras

Su capacidad para superar sus propios límites depende de su actitud. Si tiene una actitud positiva, podrá obtener la fortaleza mental para continuar incluso cuando su cuerpo le está diciendo que se dé por vencido. Hay muchos consejos y trucos que son utilizados por atletas profesionales y personas que realizan actividades de tareas físicas. Puede probarlos uno por uno, y luego, puede decidir adoptar los que considere más adecuado para usted.

El primer truco es usar mantras y afirmaciones positivas mientras corre. Tiene que seguir repitiendo una frase en su cabeza para mantenerse motivado durante toda la carrera. El mantra que seleccione debe ser breve, positivo y auto afirmativo. Puede usar frases como "sí, puedo" o "sigue adelante". Puede personalizar su propio mantra en algo que le resulte inspirador. Por ejemplo, puede tomar una sección de su cita favorita sobre el trabajo duro o la persistencia y usarla como su mantra. Debe coordinar sus cantos de mantra con su patrón de respiración para que actúe como un tempo que pueda ayudarlo a mantener el ritmo mientras trota. Si ha estado corriendo durante un tiempo, naturalmente desarrollará un patrón de respiración rítmica. Intente repetir el mantra en su cabeza entre respiraciones y haga un esfuerzo consciente para creer verdaderamente en la premisa de su mantra. Antes de que se dé cuenta, estará corriendo un poco más o un poco más rápido.

El segundo truco es volver a visitar situaciones en el pasado en las que logró ciertos objetivos a través del esfuerzo físico. ¿Tiene algún recuerdo que pueda aprovechar? Por ejemplo, si alguna vez fue parte de un equipo deportivo en la escuela, intente recordar escenarios en los que realmente tenía que esforzarse para lograr algún tipo de victoria. Recuerde lo difícil que fue para usted hacerlo. Recuerde cuánto estuvo tentado a dejar de fumar. Recuerde lo duro que luchó contra el impulso de dejar de fumar. Finalmente, recuerde lo feliz que era cuando ganó. Si no tiene una historia deportiva para aprovechar, puede intentar usar recuerdos de otros tipos de dificultades que se convirtieron en victorias. Cuando se recuerde cuán dulces fueron las victorias pasadas, se sentirá más motivado para continuar incluso cuando las cosas se pongan particularmente difíciles. De hecho, si está realmente comprometido con este ejercicio mental, ¡incluso puede comenzar a disfrutar de su dolor! Se dará cuenta de que con cada paso doloroso, está un paso más cerca del dulce sabor de la victoria.

El tercer truco es enfocar su mente en las razones reales por las que está corriendo en primer lugar. Mientras corre y trata de superar el dolor, es natural que los pensamientos negativos empiecen a aparecer en su cabeza. Por ejemplo, comenzará a pensar en el dolor que sienten sus piernas y cuánto arde su pecho. Puede sacar estos pensamientos de su mente al enfocarse en las razones reales por las que está corriendo en primer lugar. ¿Está corriendo para mejorar la salud de su corazón y poder vivir más? ¿Está corriendo porque quiere ponerse en forma para impresionar a alguien que le gusta? ¿Está corriendo porque es naturalmente competitivo y quiere mostrar su atletismo? No importa si su razón para correr es noble o vana. El hecho es que antes de comenzar a correr, estaba convencido de que el dolor de correr es una compensación que vale la pena por cualquier ganancia que espera. El propósito de este ejercicio mental es recordarle esa convicción, mantenerlo avanzando hacia su objetivo.

También se sabe que la música motiva a las personas y hace que sigan corriendo incluso cuando están adoloridas y cansadas. Antes de salir a correr, puede crear una lista de reproducción especial de canciones que le parezcan particularmente motivadoras. Puede ser la letra o el ritmo de la canción lo que le inspira, no importa, siempre y cuando sea el tipo de música que lo mantiene animado e inspirado. Puede cambiar el tipo de canciones que escucha durante la carrera en función del objetivo que intenta alcanzar. Si quiere correr más rápido, las canciones optimistas pueden ayudarle a acelerar su ritmo. Si quiere correr más tiempo (por ejemplo, si está entrenando para un maratón), puede usar canciones que sean un poco lentas pero que sean inspiradoras. Algunas personas encuentran útiles los audiolibros y los podcasts cuando corren largas distancias, por lo que puede probarlo durante algunas sesiones para ver si también pueden funcionar para usted.

La mente humana está diseñada para buscar recompensas, por lo que puede usar ese impulso innato para engañar a su cuerpo para que supere sus límites. Antes de comenzar a correr, debe decidir que al final de la carrera, se recompensará de una manera muy específica. Su recompensa podría ser cualquier cosa que realmente desee. Tal vez podría ser una bebida energética fría, un baño refrescante o un buen desayuno. Cuando la carrera se pone difícil, debe comenzar a pensar en esa recompensa, y debe considerar que la carrera que está haciendo es un pequeño obstáculo que tiene que superar para llegar a esa recompensa. Si se corriendo en la naturaleza, es posible generar recompensas en la ruta que está tomando. Por ejemplo, si está subiendo una pequeña colina, podría pensar en la vista panorámica desde la cima de la colina como su recompensa.

Finalmente, para mantenerse positivo, puede buscar la ayuda de otros corredores. Puede encontrar un compañero para correr y puede convertir sus sesiones de carrera en pequeñas competencias para mantenerse motivado. También puede unirse a un grupo más grande de corredores y hacer sus sesiones juntos. Es fácil darse por vencido o limitarse si está corriendo solo, pero cuando tiene compañía, sentirá la necesidad de esforzarse más porque nadie quiere parecer débil frente a los demás. Si corre en un grupo, todos intentarán seguir el ritmo de los demás y, al final, todos se convertirán en mejores corredores. Recuerde que si realmente quiere superar sus límites, debe correr con un grupo que sea más avanzado que usted, no uno que esté a su nivel.

Siga avanzando con su rutina y haciéndola más desafiante

Para poder superar sus límites, debe cambiar constantemente su definición de cuál es su capacidad normal. Por ejemplo, si al principio considera que una sesión de carrera normal dura 3 millas, en las semanas siguientes, a medida que aumenta su resistencia y velocidad, debe redefinir su sesión de carrera estándar. No puede esforzarse para seguir mejorando si en la guía en la que se basa no cambia con el tiempo. Su filosofía aquí debería ser que "el registro de hoy es el estándar de mañana".

Si desea mejorar como corredor, debe mantener registros de sus actividades de carrera. Puede tener una computadora portátil especial para este propósito, pero en estos días, hay tantas aplicaciones de acondicionamiento físico en el mercado, y puede usar una de ellas para mantener registros precisos de sus actividades de carrera. Asegúrese de anotar las fechas, las distancias que corrió y sus tiempos de carrera. Al mantener registros, podrá saber si está haciendo mejoras, si está estancado o si está retrocediendo. Entonces podrá identificar formas de realizar mejoras. Por ejemplo, si nota que sus velocidades son más bajas durante ciertos días de la semana, descubra por qué e intente encontrar una manera de hacer que sus sesiones de carrera durante esos días sean más productivas.

Tiene que crear objetivos que sean razonables y alcanzables. Mire sus registros del mes pasado y encuentre su mejor tiempo de ejecución durante ese período. Ahora, en las próximas semanas y meses, su objetivo principal será igualar o superar ese tiempo. Este es un objetivo razonable porque sabe con certeza que puede correr así de rápido y porque comprende que esforzarse un poco más de lo que lo hizo en el pasado, no sería demasiado difícil para usted para lograr alcanzar ese registro. Los objetivos de carrera no necesariamente tienen que centrarse en el tiempo. Puede intentar usar otros parámetros para mejorar. Por ejemplo, si es capaz de correr cinco millas todos los días, puede establecer una nueva meta en la que intenta correr la misma distancia, pero a lo largo de una ruta que es más montañosa que la normal.

Cualquier objetivo puede parecer insuperable si lo mira como una unidad grande. Por lo tanto, debe cambiar su perspectiva e intentar dividir una carrera larga en una serie de carreras más cortas. Por ejemplo, si va a correr 10 millas, puede considerarlo como una carrera de cinco millas, seguido de una carrera de 2 millas, luego un par de carreras de 1 milla y, finalmente, un par de la mitad de una milla. Tiene que pensar en su carrera como una serie de objetivos menores que debe lograr en el camino a medida que avanza hacia un objetivo mucho más grande. Mentalmente, esto le permite hacer que una carrera larga se sienta más manejable, pero como corredor, también le ayuda a crear estrategias. Por ejemplo, podría correr rápido durante algunas secciones y reducir la velocidad para recuperar el aliento durante otras. De esta manera, podrá ir más allá de lo que creía posible.

También puede superar sus límites como corredor aprendiendo a conservar energía mientras corre. A medida que siga corriendo, notará que siempre alcanza un retraso cuando llega a cierto punto. Eso a menudo significa que no ha regulado adecuadamente la forma en que se está esforzando durante los pocos minutos previos a ese punto. Durante las siguientes sesiones de carrera, cuando esté a punto de llegar a ese punto de retraso, debe reducir la velocidad ligeramente pero seguir corriendo. Es posible que se sorprenda al descubrir que, en lugar de retrasarse en su punto habitual, puede mantener un ritmo impresionante durante una distancia mucho más larga.

Finalmente, para desafiarse a sí mismo, debe cambiar las condiciones bajo las cuales corre. Por ejemplo, si suele correr por la mañana, puedes intentar correr por la tarde cuando hace un poco más de calor afuera. Si está acostumbrado a correr por un camino pavimentado, puedes intentar correr por el desierto. Es posible superar sus límites y desafiarlos simplemente haciendo que las condiciones bajo las cuales corre, sean un poco más difíciles.

Capítulo 6: Cómo seleccionar el equipo para correr

Cuando invierte en el tipo correcto de equipo de carrera, tendrá sesiones de carrera más productivas. Esto se debe a que el equipo adecuado puede hacer que sus carreras sean mucho más cómodas y seguras, y puede aumentar su rendimiento atlético. De todos los equipos para correr que comprará, sus zapatos para correr serán los más importantes. Discutiremos en detalle cómo encontrar las zapatillas para correr correctas, y luego también veremos cómo puede seleccionar otros tipos de ropa para correr.

Seleccionar los zapatos de correr adecuados

Es más probable que se lesione mientras corre si usa el tipo de calzado incorrecto. Debe seleccionar los zapatos correctos según su zancada. Si visita a un ortopedista o si va a una tienda de ropa deportiva profesional, ellos pueden determinar qué tipo de zapato necesita, en función de cómo su pie prona o rueda hacia adentro cada vez que su pierna golpea el suelo mientras corre. Si su pie produce demasiada pronación, o si no lo hace lo suficiente, tiene un mayor riesgo de lesiones. El calzado que use se decidirá después de que el especialista examine su zancada.

Aunque existen aspectos técnicos para seleccionar unos zapatos para correr perfectos, todavía hay algunas cosas que puede resolver por su cuenta sin necesidad de la ayuda de un profesional. Por ejemplo, puede asegurarse de que la parte superior del zapato que seleccione tenga la forma de sus pies. Esa parte también debe ser bastante suave cuando la toca. El collar del tobillo de su zapato (que es la parte superior de la parte posterior del zapato) debe estar bien acolchado para que brinde soporte en la parte posterior del talón, y debe asegurarse de que no exponga esa parte de su pie a la herida. El acolchado en el cuello del tobillo también debe estar cubierto con un material suave para que no irrite el tendón de Aquiles mientras corre.

La lengüeta de sus zapatos también debe quedar perfectamente sobre su pie, y debe ser capaz de asegurar el pie para que no sienta que se está resbalando mientras está corriendo. La puntera de su zapato no debe presionar demasiado los dedos de los pies, pero debe darles suficiente espacio para extenderse y flexionarse de manera natural. Además, la caja de los dedos no debe presionar los dedos juntos, ni vertical ni horizontalmente.

La suela exterior de tu zapato determinará qué tan cómodas serán sus carreras y qué tan duraderos serán sus zapatos. Debe estar hecho de materiales que sean altamente duraderos, preferiblemente caucho. El material en cuestión también debería proporcionarle suficiente tracción mientras corre.

La entresuela del zapato es el material de espuma que llena el espacio entre las suelas exterior e interior. En unos zapatos adecuados, esta parte debe ser muy gruesa y debe tener propiedades adecuadas de absorción de impactos. Debe ser más grueso en el área del talón que en la parte delantera del zapato, y debe actuar para aumentar la amortiguación y la estabilidad.

Los zapatos deben tener una caída del talón a la punta del pie para que puedan sostener su peso adecuadamente y reducir el estrés que se produce en las partes más débiles de su pie. Finalmente, debe obtener muchos calcetines o forros de calcetines de alta calidad para ir con sus zapatos y asegurarse de cambiarlos todos los días.

Otros artículos que necesitará para sus sesiones de carrera

Después de haber encontrado los zapatos correctos, debe encontrar otro equipo para correr, incluida la ropa que usará y los accesorios que necesitará mientras corre. Cuando se trata de seleccionar la ropa adecuada para sus sesiones de carrera, debe asegurarse de usar ropa ligera, cómoda y apropiada para el clima. No tiene que comprar prendas elegantes y caras que ve en películas o en anuncios deportivos. Mientras la ropa que se ponga sea cómoda y transpirable, está listo para comenzar. No se vista demasiado cuando hace calor afuera y no se vista ligeramente cuando hace frío afuera. Trate de evitar usar pantalones demasiado ajustados (a menos que sean transpirables) porque pueden hacerle sentir menos cómodo mientras corre. Aparte de eso, puede usar casi todo lo que quiera.

En estos días, hay muchos accesorios que pueden ser útiles cuando está corriendo. Muchos corredores llevan monitores cardíacos por varias razones. Si es médicamente importante, su médico podría recomendarle que lleve un monitor cardíaco con usted para que pueda realizar un seguimiento de sus niveles de esfuerzo. También puede llevar un monitor cardíaco por razones no médicas, especialmente si desea recopilar muchos datos sobre sus sesiones de carrera.

También es posible que necesite un reloj en funcionamiento. Los relojes en funcionamiento no son tan caros, y tampoco necesitan ser elegantes. Siempre que pueda mirar su reloj de vez en cuando y saber qué tan bien lo está haciendo en términos de tiempo, su reloj cumplirá su propósito.

A algunos corredores les gusta llevar iPods o reproductores de mp3 para que puedan escuchar música o podcasts mientras corren. Si hace esto, asegúrese de arreglarlo de alguna manera para que no tenga que sostenerlo en su mano. Llevar objetos en sus manos mientras corre, puede distraerle y puede afectar su rendimiento.

También puede usar gafas de sol mientras corre para proteger sus ojos de las luces brillantes, los rayos UV o incluso el polvo. Si elige hacer esto, asegúrese de obtener el tipo de gafas de sol deportivas que se abrochan para que no tenga que seguir reajustándolas todo el tiempo.

Gracias a las nuevas tecnologías, ahora puede aprovechar dispositivos como Fitbits para monitorear muchos parámetros relacionados con su ejecución. Es posible que desee comprar dichos dispositivos porque le facilitarán mucho más evaluar sus sesiones de carrera y descubrir qué áreas necesitan mejoras.

Capítulo 7:Cómo los principiantes deben estructurar una sesión de una hora de duración

Como principiante, antes de estructurar su sesión de carrera de una hora, primero debe evaluar su nivel básico de condición física. Los principiantes varían en su capacidad de correr porque tienen diferentes niveles de condición física, que están determinados por el tipo de actividades que estaban haciendo antes de comenzar a correr. Si trabajó mucho antes de decidir comenzar a correr, es posible que pueda comenzar a un nivel más alto en comparación con alguien que acaba de levantarse del sofá por primera vez.

Para acomodar las capacidades de los diferentes principiantes, veremos el horario de entrenamiento de una hora que podrían usar los principiantes absolutos, y luego examinaremos el horario que podrían usar los principiantes que ya tienen un nivel considerable de condición física.

Recuerde que estos cronogramas no están escritos en piedra: se supone que deben actuar como una guía para usted, o algún tipo de marco sobre el cual puede basar su propio plan mucho más personalizado. Para propósitos de distinción, llamaremos a los principiantes que no se han ejercitado antes como "principiantes absolutos". En cuanto a aquellos que comienzan a correr cuando ya están en mejor forma física, los llamaremos "principiantes aptos".

Programa de entrenamiento para principiantes absolutos

Puede decir que es un principiante absoluto si no es capaz de correr durante diez minutos continuos, a un ritmo intermedio.

Cuando se les deja adivinar qué tipo de principiantes son, muchas personas asumen que son principiantes aptos, porque sus egos no les permiten considerar la posibilidad de que puedan ser principiantes absolutos.

Le recomendamos que se pruebe a sí mismo para determinar en qué categoría se encuentra. Salga o suba a una cinta de correr e intente correr a un ritmo intermedio durante diez minutos continuos. Si puede lograr eso, entonces debe omitir esta parte e ir a la sección "aptos para principiantes" de este capítulo inmediatamente. Sin embargo, si descubre que no puede ejecutar durante 10 minutos, debe comenzar con esta sección.

No hay vergüenza en admitirse a sí mismo que es un principiante absoluto. De hecho, la mejor manera de aprender es comenzando desde la parte inferior del programa. Si sobreestima su habilidad y comienza con un horario demasiado avanzado para lo que puede manejar, estará estresado todo el tiempo y podría sentirse tentado a dejarlo.

Entonces, para ayudarlo a crear su propio horario de una hora, aquí hay un ejemplo de cómo puede estructurar una sesión de entrenamiento de una hora para principiantes absolutos:

El horario debe durar 4 semanas, y cada semana debe tener 3 sesiones de entrenamiento. Debería espaciar las 3 sesiones de carrera durante la semana para que tenga un día de descanso entre cada sesión. Al comenzar, estará haciendo un plan de "caminar y correr", que implica alternar entre caminar rápido y unos pocos minutos de carrera.

Durante la primera semana, debe comenzar cada sesión con un calentamiento básico. Si puede, intente hacer algunos saltos e intente trotar por un momento para aflojar los músculos. Luego debe estirar todo el cuerpo para reducir el riesgo de lesiones. Eso es importante porque las lesiones son muy comunes entre los principiantes, y puede ser muy desalentador si se lesionó durante su primera semana como corredor. Después de que termine de estirar, debe comenzar su sesión con una caminata rápida de diez minutos.

Después de haber caminado durante diez minutos, debe trotar lentamente durante un minuto completo y luego cambiar a caminar rápido durante el siguiente minuto. Debe seguir repitiendo el minuto de caminata y el minuto de carrera en orden alterno durante la mayor parte del resto de la sesión hasta que llegue a la parte de enfriamiento.

Esperamos que su calentamiento tome cinco minutos, su estiramiento tomará diez minutos y el resto de su sesión de "correr y caminar" debería tomar unos 45 minutos. Debería dedicar los últimos cinco minutos de esos 45 minutos para el enfriamiento porque, de nuevo, desea reducir el riesgo de lesiones. Cuando trota por un minuto y camina por el siguiente minuto, el minuto de trote será su entrenamiento, y el minuto de caminar será un descanso (aunque, dado el rápido ritmo de la caminata, le servirá para mantener el ritmo cardíaco arriba sin agotarlo). El objetivo de este tipo de programación es aprovechar el modelo de entrenamiento por intervalos.

Durante la segunda semana de entrenamiento, haga su calentamiento y estiramiento como de costumbre, y luego comience con una caminata de diez minutos como lo hizo en la primera semana. Sin embargo, cuando llegue a la parte de trotar, esta vez debe hacerlo a intervalos de 2 minutos. Corra a un ritmo lento durante 2 minutos, luego camine a un ritmo rápido durante los próximos 2 minutos. Debe seguir repitiendo los intervalos de 2 minutos hasta que se agote o hasta que termine su entrenamiento.

Debe recordar dedicar los 5 minutos al final de su sesión de entrenamiento para el enfriamiento.

Durante la tercera semana, debe hacer casi lo mismo en lo que respecta al calentamiento, estiramiento y enfriamiento. Sin embargo, debe cambiar su trote a 3 minutos, mientras mantiene sus descansos para caminar a los 2 minutos. El objetivo de esto es pasar más tiempo trotando y menos tiempo caminando de forma incremental. Como está iniciando su entrenamiento de carrera, solo tiene que ir lo más lejos que pueda, y está bien si no puede terminar las sesiones al principio.

Durante la cuarta semana, todo lo que hará antes y después de la carrera permanece igual, pero debe cambiar sus intervalos a 5 minutos para correr y 2 minutos para caminar. A medida que mejora, debe seguir con el mismo patrón para ver hasta dónde puede llegar. Al final, su objetivo final será correr durante todo el período de tiempo con solo un descanso de caminata de 2 minutos en el medio de la sesión de carrera.

Una vez que haya terminado con las primeras cuatro semanas de entrenamiento, debe continuar con el resto de las sesiones, siguiendo el mismo procedimiento. Cuando llegue a la sesión final de este programa de entrenamiento (es decir, el que tiene un solo descanso para caminar), debe hacer esa sesión durante una semana, y luego, en las semanas posteriores, debe intentar aumentar su ritmo de trote continuamente.

Finalmente, a medida que se sienta aún más cómodo, deshágase de ese descanso de 2 minutos y corra durante 30 minutos completos sin tener que detenerse. En ese caso, su sesión será un calentamiento de cinco minutos, diez minutos de estiramiento, diez minutos de caminata, 30 minutos de trote y un enfriamiento de 5 minutos. Si puede hacer esto cómodamente, su entrenamiento como principiante absoluto estará completo, y ahora puede graduarse en la categoría de principiante apto.

Programa de entrenamiento para principiantes aptos

Si ha estado trabajando de otras maneras, y si tiene un nivel considerable de condición física, para empezar, es posible que pueda comenzar a correr a un nivel más avanzado que los principiantes absolutos, por lo que su horario de carrera podría ser más riguroso que el de alguien que no ha estado haciendo ejercicio en absoluto.

Tal vez ha estado haciendo algo de entrenamiento de fuerza en el gimnasio y ha acumulado un nivel considerable de resistencia. Quizá haya estado en bicicleta durante las tardes y los fines de semana, por lo que los músculos de sus piernas están bastante desarrollados. Tal vez ha estado nadando por diversión varias veces a la semana, por lo que su sistema cardiovascular es fuerte. Independientemente de la actividad física en la que estuviera participando, podría estar en forma para saltear el curso de "principiante absoluto". Debe realizar la prueba de funcionamiento de 10 minutos para ver si ya es capaz de manejarse. Si puede correr durante diez minutos a un ritmo intermedio sin agotarse por completo, entonces está calificado para entrenar bajo el programa de principiante apto.

Al igual que el programa para principiantes absolutos, este también implica correr y caminar, pero debido a que es más intensivo, también incluye períodos de descanso. Los períodos de descanso son necesarios para reducir el riesgo de lesiones y para reducir la fatiga y el estrés. En este programa, entrenará durante 6 de los 7 días de la semana y tardará un día en recuperarse. Sin embargo, es importante tener en cuenta que no todas las sesiones de entrenamiento implicarán correr. De hecho, al comienzo del programa, hay días en que todo lo que tiene que hacer es caminar.

Durante la primera semana, debe comenzar su sesión de entrenamiento de una hora de duración el primer día con un calentamiento de cinco a diez minutos, luego debe pasar diez minutos más estirando. Una vez que haya terminado de estirar, debe correr durante treinta minutos. Durante la primera semana, está bien correr lentamente durante los 30 minutos completos. Solo puede caminar un par de minutos, justo en el medio de su carrera (comenzando en la marca de 14 minutos). Sin embargo, es preferible avanzar hasta el final de los 30 minutos, incluso si tiene que hacerlo a un ritmo lento.

El segundo día de la primera semana, debe comenzar con el calentamiento y debe estirarse como de costumbre, pero luego debe caminar durante el resto de la sesión de una hora. Notará que, en comparación con el programa para principiantes absolutos, en lugar de saltear un día entre sesiones de carrera, los principiantes aptos tienen que caminar durante esos días. Durante el resto de la primera semana, debe hacer la sesión de correr y caminar en orden alterno, excepto el día en que tenga que descansar.

Su segunda semana de entrenamiento será exactamente la misma que la primera semana, excepto por el hecho de que puede intentar aumentar su ritmo de carrera si se siente más cómodo con él. Sin embargo, durante la tercera semana de su entrenamiento, debe comenzar a introducir un elemento de distancia en su horario de carrera de una hora. En lugar de simplemente correr durante un período de tiempo específico (en muchos casos, 30 minutos), debe intentar correr una distancia específica. Por ejemplo, en lugar de correr durante 30 minutos, intente correr durante 2 millas.

A medida que comience a incorporar este cambio en su horario de carrera, puede darse cuenta de que al principio, pasará más tiempo corriendo que la hora que ha asignado a cada sesión. Si tiene una agenda ocupada después de su sesión de carrera, puede acortarla y mantener un registro de la distancia que no pudo cubrir. Siga intentando aumentar su ritmo con cada sesión subsiguiente, hasta que pueda cubrir la distancia requerida dentro de su sesión de entrenamiento. Si su calendario está abierto durante las horas posteriores a su sesión de carrera, puede agregar unos minutos a su sesión e intentar cubrir el resto de la distancia. Como corredor, debe desarrollar tanto su velocidad como su resistencia, por lo que no debe concentrarte solo en uno de esos aspectos.

Para que su programa de entrenamiento de una hora sea más significativo, puede establecer un objetivo que debe alcanzar cuando termine su programa de entrenamiento. Por ejemplo, podría decidir inscribirse en una carrera de 5 km, 3 meses después de comenzar su primera sesión de entrenamiento, y podría trabajar progresivamente para desarrollar su capacidad como corredor para poder lograr ese objetivo. De hecho, muchos principiantes han descubierto que entrenar hacia un objetivo específico los mantiene más motivados y enfocados, y aumenta sus probabilidades de convertirse en grandes corredores.

Debe usar cualquiera de los horarios que hemos discutido aquí para estructurar sus propias sesiones de entrenamiento de una hora. Usted se conoce mejor que nadie y sabe qué objetivos tiene en mente como corredor, por lo que nadie está en mejores condiciones para diseñar un programa para principiantes para usted. Solo asegúrese de que el programa que cree, tenga niveles de dificultad incrementales y que, a medida que lo siga, se mantendrá presionándose y desafiándose para ser un mejor corredor.

Capítulo 8: Requisitos dietéticos para corredores principiantes

Como corredor, debe recordar que una nutrición adecuada es extremadamente importante dado el hecho de que se dedicará constantemente a actividades físicamente extenuantes. Eso significa que debe considerar cuidadosamente qué efecto tendrá cada elemento alimenticio que incluya en su dieta. En este capítulo, discutiremos los requisitos dietéticos que todos los corredores principiantes deben tener en cuenta.

Lo que debe comer antes de correr

Necesita alimentar su cuerpo adecuadamente antes de salir a correr. Básicamente, necesita recargar las reservas de glucógeno de su cuerpo para tener suficiente energía para su carrera. El tipo de comida que debe comer antes de la carrera depende de la distancia que planea cubrir durante la sesión de ese día. Si tiene la intención de hacer una carrera corta, comer de antemano no es realmente tan importante. Sin embargo, si tiene la intención de ir a una sesión de carrera prolongada, es posible que desee asegurarse de tener las reservas de energía que necesita para cubrir esa distancia.

Si realiza una carrera intensiva de larga distancia con el estómago vacío, podría tener un efecto neto negativo en su estado físico, porque su cuerpo podría comenzar a descomponer los músculos para crear la energía que necesita gastar durante ese ejercicio. Antes de una carrera corta, puede tomar una fruta al salir. Tener un plátano, una manzana o un puñado de uvas puede ser suficiente para darle un impulso de energía para un corto recorrido. Si no desea comer fruta, puede tomar un refrigerio saludable antes del corto plazo. Una tostada o un panecillo será suficiente.

Alternativamente, también podría comer la mitad de una barra energética para obtener ese impulso de energía.

Si va a correr más tiempo, es importante consumir alimentos ricos en carbohidratos porque tales sesiones de carrera tienden a quemar mucha energía. Sin embargo, asegúrese de comer carbohidratos complejos y no simples. Las fuentes comunes de carbohidratos complejos incluyen alimentos de trigo integral, avena, etc. Debe asegurarse de comer alimentos que no sean demasiado refinados porque el proceso de refinación tiende a eliminar la fibra. Necesita alimentos ricos en fibra para recorridos de larga distancia porque la fibra tiende a descomponerse mucho más lentamente, lo que significa que la glucosa de los alimentos se liberará en el torrente sanguíneo a un ritmo lento pero constante, y esto le dará suficiente energía para mantenerlo por la duración de la carrera.

También debe agregar un poco de proteínas y grasas saludables en su comida previa al entrenamiento. Lo ayudarán a sentirse más lleno y, por lo tanto, más cómodo durante su carrera. Sin embargo, no lo haga en exceso, porque estos dos tipos de alimentos tienden a descomponerse muy lentamente, y no le serán de mucha ayuda durante su sesión de Carrera (en términos de proporcionar un impulso de energía). De hecho, si come muchos alimentos grasos antes de salir a correr, podría sufrir molestias estomacales, y esto podría afectar su rendimiento.

Finalmente, si está comiendo antes de salir a correr, asegúrese de hacerlo una hora o al menos media hora antes de comenzar su ejercicio. Esto le dará a su cuerpo el tiempo que necesita para comenzar a digerir esa comida. Si come justo antes de salir a correr, su cuerpo redirigirá grandes volúmenes de sangre hacia los intestinos para ayudar con el proceso de digestión, y esto afectará su rendimiento como corredor.

¿Debe comer o beber mientras corre?

Si está corriendo a corta distancia, no hay absolutamente ninguna necesidad de comer o beber nada durante la carrera. Sin embargo, si está teniendo una sesión de larga duración, es posible que desee tener un plan sobre cómo mantenerse energizado e hidratado durante toda la sesión. Puede llevar una botella de agua en una mochila para que pueda tomar sorbos de agua mientras corre en la naturaleza. Si siente la necesidad, puede diluir un poco de glucosa en el agua de antemano para que pueda darle un poco de energía extra durante su carrera de larga distancia. Alternativamente, puede traer una botella de bebida rica en electrolitos si no quiere beber agua. Algunos corredores traen varios tipos de dulces blandos con ellos en la carrera, pero si hace esto, debe tener cuidado de no consentirse demasiado.

Qué comer después de correr

Una vez que haya terminado su sesión de carrera, debe comer alimentos que lo ayuden a recuperarse de la carrera. Independientemente de la comida que elija, asegúrese de que contenga algunos carbohidratos y proteínas. Los carbohidratos ayudarán a rellenar sus reservas de glucógeno, que se agotarán, especialmente si acaba de terminar una sesión de carrera de larga distancia. Los carbohidratos se digieren con bastante rapidez, por lo que ayudarán a rellenar sus reservas de energía mucho más rápido. La proteína, por otro lado, ayudará a reparar cualquier músculo que pueda haber sido dañado o perjudicado durante la carrera.

Qué incluir en su dieta durante el período de entrenamiento

Una vez que haya comenzado a entrenar, debe asegurarse de comer una dieta bien balanceada todos los días. También debe asegurarse de tener todas sus comidas y de no saltarse ninguna. Debería poder mantener su fuerza en todo momento, no solo cuando está a punto de salir a correr. Esto se debe a que el proceso de carrera causa mucha angustia al cuerpo y sus músculos siempre están en modo de reparación durante todo el día, por lo que debe proporcionarles los nutrientes que necesitan para reparar y crecer. Para asegurarse de que su dieta esté bien equilibrada, siempre debe planificar sus comidas de antemano. Está bien tomar suplementos si siente que hay nutrientes de los cuales no está obteniendo suficiente de su dieta, pero recuerde que siempre es mejor obtener todos sus nutrientes de alimentos reales.

Capítulo 9: Cómo convertirse en el mejor corredor que puede ser

Para convertirse en el mejor corredor que pueda ser, debe mejorar continuamente en todas las áreas, incluida su velocidad, su disciplina, su resistencia y su eficiencia. En definitiva, no se trata de ser más rápido que otras personas; realmente se trata de alcanzar su máximo potencial como corredor y vivir con el conocimiento de que cada vez que se ponga esos zapatos para correr, dará el 100%. Aquí hay algunos consejos importantes que debe seguir si quiere convertirse en el mejor corredor que pueda ser:

Estudie más a los corredores experimentados

No puede ser su mejor yo como corredor si no se toma el tiempo para aprender cómo hacerlo correctamente, y una de las mejores formas de aprender a correr es estudiando corredores expertos. ¿Hay un corredor profesional que considere su modelo a seguir?

Por supuesto, no está tratando de entrar en los Juegos Olímpicos, pero aún puede aprender mucho de aquellos que son los mejores en correr. Si quiere mejorar en la carrera de larga distancia, busque cintas del ganador del maratón y escuche lo que dicen sobre lo duro que trabajan, dónde encuentran la motivación y cuáles consideran que son sus secretos para el éxito.

También puede ver videos de carreras, preferiblemente aquellas con comentarios de entrenadores profesionales, para conocer las mejores técnicas que utilizan los corredores a nivel profesional. Si vigila a los atletas que logran lograr grandes cosas en la pista, sus sesiones de práctica ya no se sentirán tan insoportables, y comenzará a creer que usted también puede ser mucho mejor de lo que inicialmente pensó. Esa creencia puede motivarlo y propulsarlo a nuevas alturas.

Sea disciplinado y deliberado en su práctica

Para ser el mejor corredor que pueda ser, debe ser disciplinado y debe ser muy deliberado en su práctica. Debe hacer un horario de práctica y debe seguirlo religiosamente. No importa lo que surja, no omita sus sesiones de carrera. De hecho, lo único que debería evitar que corra, debería ser una lesión (e incluso así, no debería tomarse muchos días libres).

También debe prepararse psicológicamente para correr en circunstancias difíciles. Si llueve durante el tiempo de entrenamiento, no es una excusa para dejar de hacerlo. Póngase un impermeable y golpee el pavimento. Sentirá una sensación de logro aún mayor después de esa sesión. Si tiene que viajar a otra ciudad por trabajo, o si tiene que irse de vacaciones, esa no es razón para omitir las sesiones de carrera. Asegúrese de empacar sus zapatos para correr e intente buscar algunas de las mejores rutas para correr cuando llegue a su destino. Se sorprenderá al darse cuenta de que está más motivado para correr debido al cambio de escenario.

Regístrese en las competiciones

La mejor manera de saber si está cerca de su potencial real como corredor es inscribiéndose para competir en algunas carreras. Por lo general, puede inscribirse en una carrera unos meses antes del evento real, y puede reestructurar sus sesiones de carrera y convertirlas en sesiones de práctica para la próxima carrera. Si comenzó como principiante y ha estado corriendo durante un tiempo, puede intentar probar sus nuevas habilidades como corredor registrándose en una carrera de 5 km. Si está un poco más avanzado, puede inscribirse para una carrera de 10 km o incluso una carrera mucho más larga. No se inscribe en estas carreras porque está tratando de ganar, lo hace porque solo quiere tener esa sensación de logro cuando finalmente cruza la línea de meta. Si realmente participa en una carrera y la completa, estará más seguro y más motivado como corredor.

Probar ejercicios de velocidad

Si ha estado mejorando en términos de la distancia que recorre durante las sesiones de carrera, puede mejorar cambiando las cosas de vez en cuando e intentando ejercicios de velocidad. Si vive en un área con terreno montañoso, intente correr cuesta arriba mientras se cronometra. Haga esto al menos una vez por semana. Con cada intento posterior, su objetivo debe ser batir su récord anterior. También debería intentar correr en una pista real y cronometrarse. Como corredor, es importante seguir desafiando sus mejores tiempos.

Debe saber qué tan rápido puede correr una sola vuelta alrededor de la pista, cuánto tiempo le tomaría correr una sola milla o qué tan rápido hace una carrera de 100 metros. Una forma de convertirse en un corredor más rápido es intentar correr con un tempo. La mejor manera de hacer esto es mediante el uso de una canción optimista para establecer ese tempo. Reproduzca una canción rápida en su iPod y trate de correr al ritmo de esa canción todo el tiempo que pueda. Cuanto más practique, más mejorará su velocidad.

Aumente su tiempo de práctica a medida que gana experiencia

Si comenzó con sesiones de carrera de una hora y descubre que se siente cómodo corriendo durante todo el tiempo mientras recorre una distancia considerable, debería aumentar el tiempo de práctica. Si sigue creciendo como corredor, eventualmente superará la sesión de una hora y necesitará más tiempo por sesión para superar sus límites. Si no puede encontrar tiempo extra durante la semana, puede intentar alargar sus sesiones durante el fin de semana para que realmente pueda explorar los límites externos de sus capacidades de carrera.

Capítulo 10: Técnicas de prevención y recuperación de lesiones que todo corredor debe saber

Al ser una actividad física, correr es inherentemente peligroso y, por lo tanto, cuando lo hace, debe hacer todo lo que esté a su alcance para protegerse de las lesiones. Sin embargo, a pesar de sus mejores esfuerzos, aún podría lesionarse como resultado de correr. Esto no debería desanimarlo a convertirse en corredor. Los beneficios de correr superan con creces los riesgos, por lo que correr vale la pena para usted. En este capítulo, discutiremos los pasos que puede seguir para evitar lesiones, y en caso de que aún se lesione después de tomar todas las precauciones, seguiremos con técnicas sobre cómo recuperarse de una lesión.

Cómo prevenir lesiones

La mayoría de las lesiones relacionadas con la carrera provienen de problemas de flexibilidad. Para aumentar su flexibilidad antes de salir a correr, necesita estirar. De hecho, es necesario estirar a diario, no solo para evitar lesiones, sino también para mejorar su rendimiento. Cuando comience su rutina de ejercicios, su primera actividad debe ser un calentamiento, luego debe ir seguida de estiramientos. Cuando se estiras, tiene que seguir la técnica correcta. Primero, debe evitar apresurarse en la sesión de estiramiento. Debe mantener cada posición que tome durante su estiramiento durante al menos 30 segundos sin moverse.

También debe calentar antes de comenzar a correr, y debe enfriarse una vez que haya terminado de correr. Se supone que los calentamientos preceden a las sesiones de estiramiento (aunque está bien mezclarse con dos). Sus sesiones de calentamiento deben depender del tipo de ejercicio de carrera que pretende realizar. Si quiere correr rápido, necesita calentar por mucho más tiempo. Cuando se calienta, esencialmente está eliminando desechos como el ácido láctico de los músculos, y esto reduce las posibilidades de experimentar dolor muscular.

Una de las principales razones por las cuales las personas se lesionan mientras corren es porque carecen de la fuerza y la resistencia para correr durante períodos prolongados de tiempo. En otras palabras, los principiantes pueden lesionarse porque no son lo suficientemente atléticos. Para rectificar esto, debe complementar su carrera con algo de entrenamiento de fuerza. Necesitas desarrollar algo de músculo y mejorar su nivel general de atletismo para hacerlo menos propenso a sufrir lesiones. A menos que aumente su fuerza física general, sus músculos se cansarán bastante rápido y el resultado final será una alta susceptibilidad a las lesiones y un mayor tiempo de recuperación en caso de que las lesiones realmente ocurran. Podría intentar levantar algunas pesas para desarrollar la fuerza de la parte superior de su cuerpo. También es posible aumentar la fuerza muscular corriendo a lo largo de rutas difíciles.

También puede reducir sus posibilidades de lesiones bebiendo más líquidos. Si corre mientras no está bien hidratado, corre el riesgo de experimentar agotamiento por calor. Es recomendable beber agua aproximadamente dos horas antes de su sesión de carrera para asegurarse de estar bien hidratado en el momento en que comienza a correr. Mientras corre, debe llevar un poco de agua para que puedas beber alrededor de 7 onzas cada 15 minutos más o menos. Además, asegúrese de beber mucha agua un par de horas después de hacer ejercicio. A medida que bebe agua, también puede necesitar un aumento de energía, por lo que puede diluir un poco de glucosa en su agua para formar una solución de carbohidratos. Si tiene acceso a bebidas energéticas que son ricas en electrolitos, puede sustituirlas por agua (sin embargo, debe tener cuidado al elegir bebidas energéticas, ya que algunas de ellas están llenas de calorías vacías, lo que podría estar en contra e su primera razón para hacer ejercicios).

Debe incluir días de descanso en su horario de entrenamiento. Si bien está tratando de maximizar los beneficios de salud y estado físico de su sesión de carrera, no es prudente hacerlo todos los días porque esto aumenta sus posibilidades de lesionarse. Cuando comienza a correr, su cuerpo necesitará un poco de tiempo para adaptarse a la actividad, por lo que sería mejor que se salte algunos días para que el cuerpo se recupere de la exposición a actividades intensas. Si todavía siente la necesidad de hacer ejercicio durante los días libres, puede probar otras actividades físicas como el entrenamiento con pesas.

También debe aumentar su distancia de carrera en una progresión lenta para que su cuerpo pueda manejar el estrés mucho mejor. Si realiza ejercicios intensivos en progresión rápida, sus posibilidades de lesionarse se irán por las nubes. Lo que debe hacer es comenzar poco a poco y luego aumentar la intensidad de sus sesiones de carrera a medida que el cuerpo se ajusta. La mayoría de los expertos en acondicionamiento físico recomiendan que la duración, la cantidad y la dificultad de los ejercicios de carrera que realice, se incrementen en aproximadamente un 7% cada semana (pero se debe mantener al mismo nivel durante la semana, no aumentar) por un punto porcentual cada día).

También puede reducir sus posibilidades de lesionarse si tiene el tipo correcto de equipo para correr. Eso significa que debe correr con el tipo correcto de zapatos. Hay diferentes tipos de zapatos disponibles para personas con diferentes formas de pies y estilos de carrera, así que asegúrese de saber en qué categoría se encuentra. Si va a una tienda de deportes que vende calzado para atletas, ellos podrán examinar sus pies y decirle exactamente qué tipo de zapatos necesita para protegerse de las lesiones.

Algunas personas ejercitan sus glúteos para reducir sus posibilidades de lesionarse. Otros utilizan los rodillos de espuma en sus muslos y pantorrillas para lograr el mismo objetivo. Aun así, otros trabajan el core para aumentar sus niveles generales de estabilidad, reduciendo así las posibilidades de lesiones. Si está considerando estas y otras opciones que no hemos mencionado aquí, está bien, siempre y cuando recuerde confirmar que la ciencia detrás de su método de prevención de lesiones, es realmente sólida.

Finalmente, para evitar lesiones, debe escuchar a su cuerpo. A lo largo del libro, lo alentamos a superar el dolor cuando está corriendo para extender su límite, pero aquí le diremos que aprenda la diferencia entre el dolor debido al esfuerzo físico y el tipo de dolor que indica que tiene una lesión que se aproxima. Si siente que está a punto de desarrollar una lesión, debe ver a su médico para confirmar su sospecha y debe seguir las instrucciones que le da el médico para prevenir la lesión.

Cómo recuperarse de las lesiones

Desafortunadamente, aún puede lesionarse incluso después de tomar todas las precauciones necesarias. Cuando esto suceda, será una experiencia dolorosa y se sentirá un poco frustrado, especialmente si tiene un gran evento de carreras para el que se estaba preparando. Sin embargo, no debe tener miedo de tomarse un tiempo libre para recuperarse de su lesión. A veces, si decide superar la lesión, podría empeorar todo. Tomar tiempo libre no significa que haya fallado como corredor, solo significa que tiene el buen sentido de no empeorar una lesión.

Debe recordar que cuanto más largo sea el período de recuperación, más terreno perderá, por lo que debe intentar actuar rápidamente utilizando remedios caseros para aliviar su lesión. Sin embargo, si el dolor persiste, no dude en consultar a un fisioterapeuta.

Mientras toma un descanso de la carrera para recuperarse de una lesión, puede mantener sus niveles de condición física haciendo un entrenamiento cruzado. También puede consultar a su fisioterapeuta, y él podría recomendarle actividades que podría realizar sin que estalle su lesión. Si su médico le da autorización, podría ser posible reemplazar el correr con otras actividades cardiovasculares como andar en bicicleta o nadar. Si está entrenando como corredor, una de las mejores actividades para usted a medida que se recupera de la lesión sería el "aqua jogging". Este término se refiere a un ejercicio en el que los participantes "trotan" mientras están en el agua. Con tales ejercicios, no aplicará suficiente presión sobre la pierna para agitar la lesión, pero podrá dedicar las horas de ejercicio que necesita para mantener su nivel actual de condición física.

La "rodilla del corredor" es una de las lesiones más comunes que puede encontrar como corredor. La lesión a menudo afecta a atletas profesionales cuyos deportes requieren correr mucho, y también es común para los no atletas que comienzan a correr con fines de salud y estado físico. Los investigadores han descubierto que esta condición representa más de la mitad de todos los casos de lesiones de rodilla en corredores. Si experimenta este tipo de lesión, su mejor curso de acción sería programar una cita con su fisioterapeuta para tratar de averiguar el alcance de la lesión. Puede saber si tiene la rodilla del corredor si siente dolores, tanto fuera como dentro de la rodilla al comenzar su sesión de carrera. Es posible que se sienta bien mientras continúa con la sesión, pero una vez que haya terminado, el dolor volverá a aparecer. El dolor puede volver cuando menos lo espere, especialmente si se sienta durante largos períodos de tiempo. Cuando esto suceda, sabría que el problema está empeorando mucho, y le recomendamos que busque atención médica.

También puede experimentar lesiones relacionadas con los isquiotibiales. Las lesiones relacionadas con los isquiotibiales a menudo surgen debido a problemas con la fuerza o la flexibilidad, por lo que puede evitar tales lesiones haciendo un poco de entrenamiento de fuerza o estirando el músculo antes de salir a correr. Los isquiotibiales forman la mayoría de los músculos en la parte posterior de los muslos, y estos músculos son responsables de la propulsión en el proceso de carrera. Las lesiones de los isquiotibiales pueden sanar por sí solas, pero toman mucho tiempo para hacerlo. Recomendamos descansar un rato y realizar otras actividades físicas a medida que permite que la lesión sane. Sin embargo, debe tener cuidado, y debe tomar nota de la extensión de la lesión para poder saber si realmente necesita atención médica profesional. Si siente una tensión constante o dolor en la parte posterior de las piernas mientras corre, y se ve obligado a reducir el ritmo en un intento de aliviar el dolor, entonces está lidiando con una lesión relacionada con los isquiotibiales. Debería ver a un fisioterapeuta lo antes posible antes de que el problema se magnifique.

Otra lesión común que experimentan los corredores es la relacionada con el tendón de Aquiles. Este tendón une los músculos principales de la pantorrilla con la parte posterior del talón. Si el tendón se irrita un poco, o si se aprieta inesperadamente, podría causar mucho dolor en la parte posterior del pie. La mejor técnica de recuperación para alguien que experimenta "tendinitis de Aquiles" es aplicar hielo en el área afectada y dejar que descanse por un tiempo. Esto a menudo funciona para aliviar el dolor, y para la mayoría de las personas, a menudo es suficiente. Sin embargo, si el dolor sigue regresando incluso cuando no está corriendo en ese momento, entonces debería considerar seriamente ver a un fisioterapeuta.

También puede experimentar lesiones en el funcionamiento que se conocen como "fascitis plantar". Este tipo de lesiones implican rasgaduras leves y un poco de inflamación en los ligamentos y los tendones dentro del pie. Las lesiones a menudo se presentan en forma de dolor sordo acompañado de hematomas en los talones o los arcos de los pies. Descansar puede aliviar el dolor de tal lesión, pero debe controlarlo para saber si está aumentando. Si siente dolor en los pies temprano en la mañana cuando se levanta de la cama, debe saber que es hora de ver a un fisioterapeuta.

También puede experimentar lesiones debido a afecciones como el síndrome de la banda iliotibial, dolor en las espinillas y las fracturas por estrés, para todas estas lesiones, el hielo puede ser un gran remedio para aliviar el dolor temporalmente, pero en todos los casos, debe buscar atención médica si el dolor no parece disminuir al menos unas horas después de que haya terminado con su sesión de carrera.

Conclusión

Gracias por llegar hasta el final del Manual del corredor principiante: una guía completa para comenzar como corredor o trotador. Esperemos que el conocimiento que haya adquirido al leer este libro le brinde las herramientas necesarias para convertirse en un excelente corredor o trotador, y lo ayudará a alcanzar todos sus objetivos de condición física.

El siguiente paso es salir y comenzar a correr. Va a ser difícil al principio, pero debe trabajar duro para superar esa duda inicial. Una vez que aprenda a esforzarse y superar el dolor utilizando los trucos que ha aprendido en este libro, comenzará a ver los beneficios de correr, y comenzará a cosechar los frutos de su trabajo.

Los mejores corredores del mundo comenzaron en alguna parte. Entonces, si es un principiante hoy y si está luchando por encontrar la motivación y la fuerza para comenzar, no debe desesperarse. No importa cuán desafiantes sean las cosas, debe saber que el dolor y la dificultad son los que traen todos los beneficios sobre los que ha leído en este libro. Ha visto que su vida se puede transformar a través de la Carrera, y ha descubierto que correr también podría preservar su salud o incluso salvarle la vida. Cuando las cosas se ponen difíciles, no debe perder de vista por qué está corriendo en primer lugar y para qué está trabajando.

También debe recordar seguir creciendo como corredor. No se quede estancado. Si ha logrado un cierto objetivo de condición física a través de la carrera, no piense que es el final. Debe establecer nuevas metas y comenzar a trabajar para alcanzarlas. Todos los días, debe trabajar para batir sus propios récords.

Intente correr más rápido, intente correr más tiempo. Nunca deje de crecer y mejorar.

A medida que transforma su vida corriendo o trotando, no lo haga solo. Debe tratar de llevar a otros con usted a través de esa transformación. Si tiene amigos que cree que podrían beneficiarse de trotar, enséñeles lo que sabe y trate de trabajar con ellos y ayudarlos a llegar a donde está usted ahora. Aprendió en el libro que cuando corre con otros, pueden desafiarse unos a otros, y todos pueden convertirse en mejores corredores.

Correr es una actividad divertida, y cuanto más lo haga, mejor aprenderá a disfrutarlo. Incluso si no es un medallista de oro olímpico, debe aprender a apreciar todos sus logros como corredor.

Lightning Source UK Ltd.
Milton Keynes UK
UKHW022336211220
375683UK00004B/606